U0251861

编委会

主　编　肖国辉　陈　辉

副主编　李　志　刘　蔚　蒋亚玲　王天刚

编　委（以姓氏拼音为序）

陈珊珊　冯　雯　兰　勇　李　丽

罗　英　廖　琴　刘晓燕　王星月

王巧俐　向　未　杨伟兴　袁　红

喻　玉　赵　龙　祝虹霞

胃肠息肉

100问

WEICHANG XIROU
100 WEN

 四川大学出版社

责任编辑:龚娇梅
责任校对:杨丽贤
封面设计:墨创文化
责任印制:王　炜

图书在版编目(CIP)数据

胃肠息肉 100 问 / 肖国辉,陈辉主编. —成都:四川大学出版社,2018.11
ISBN 978-7-5690-2561-3

Ⅰ.①胃… Ⅱ.①肖… ②陈… Ⅲ.①胃息肉-问题解答②肠息肉-问题解答 Ⅳ.①R573.9-44②R735.3-44

中国版本图书馆 CIP 数据核字(2018)第 259069 号

书　名	胃肠息肉 100 问	
主　编	肖国辉　陈　辉	
出　版	四川大学出版社	
地　址	成都市一环路南一段 24 号 (610065)	
发　行	四川大学出版社	
书　号	ISBN 978-7-5690-2561-3	
印　刷	北京万博诚印刷有限公司	
成品尺寸	146 mm×210 mm	
印　张	3	
字　数	69 千字	
版　次	2019 年 3 月第 1 版	
印　次	2020 年 5 月第 4 次印刷	
定　价	32.00 元	

◆读者邮购本书,请与本社发行科联系。
电话:(028)85408408/(028)85401670/
(028)85408023　邮政编码:610065
◆本社图书如有印装质量问题,请
寄回出版社调换。
◆网址:http://press.scu.edu.cn

前　言

　　胃肠息肉是指隆起于胃肠道黏膜上皮并向胃肠腔突出的局限性病变，简单而言，就是长在胃肠道的"疙瘩"。根据息肉所处消化道部位的不同，分别称为食管息肉、胃息肉、小肠息肉、大肠（结肠和直肠）息肉等。随着我国经济水平和人民生活水平的提高，居民生活环境的改变、饮食结构的调整，胃肠息肉发病率（检出率）呈逐年上升趋势。

　　胃肠息肉是常见病，随着现代医疗干预措施，如质子泵抑制剂（PPI）的广泛应用、幽门螺杆菌（$H. pylori$）的根除治疗等的影响，胃肠道息肉的发病特点、患病人群、临床表现等诸多方面正发生着改变。在我国，目前人们对于胃肠息肉的认识不足，正规诊疗率偏低，如何从生活方式、饮食习惯、药物干预、手术治疗等方面规范化防治胃肠息肉，很多人仍一知半解。基于此现状，我们组织西南医科大学附属中医院脾胃病科的临床工作者编写了《胃肠息肉100问》。

　　本书分为四篇（常识篇、诊断篇、治疗篇、预防保健篇），涵盖了系统解剖、流传病学、发病特点、临床症状、诊疗方案及预防保健等诸多方面，内容丰富精彩。本书图文并茂，依据现有的文献以及相关临床调研，以通俗易懂的问答形式收录胃肠息肉相关问题，力求使广大读者全面熟悉胃肠息肉的相关知识，以期对胃肠息肉治疗、预后和随访起到一定的指导作用，进一步提高人们的生活质量和身体健康水平。

本书编写人员较多，文风各异。我们在要求各篇章基本格式统一的情况下，尽量保留作者的编写风格，因此各章节特点略有不同。限于作者水平，书中难免有差错，不当之处，望读者批评指正！

编者

2018年5月

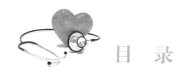

目 录

诊 断 篇

治 疗 篇

预防保健篇

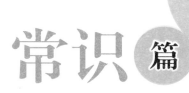

常识篇

Changshi Pian

- 什么是胃？胃在哪里？
- 胃有哪些功能？
- 什么是大肠？大肠在哪里？
- 大肠有什么功能？
- 什么是息肉？胃肠息肉如何定义？

什么是胃？胃在哪里？

胃是食管后的扩大部分：位于膈下，上接食管，下通小肠。通过蠕动搅磨食物，使食物与胃液充分混合。

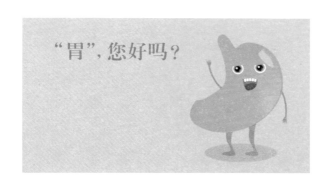

人类胃的形状"婀娜多姿"，这与人的体形有关。动物也一样，鱼类、有尾两栖类和蛇类，因身体细长，胃呈纺锤形；哺乳类因身体粗短，胃则呈袋状弯曲，横卧于上腹腔内。此外，胃的形态和结构还可因为储存食物的需要、食物的性质、摄食的频率而发生改变。在灵长类，大多数食肉类和许多食虫目动物，胃是单腔器官，其前端与食管连接的部位叫作贲门，后端与十二指肠连接的部位则被称为幽门。胃近贲门的部分叫贲门部，近幽门的部分叫幽门部或幽门窦，这两者的中间部分叫作胃体。

常识篇

诊断篇

治疗篇

预防保健篇

02　胃有哪些功能?

如果把人体比作一个偌大的工厂,那么胃则是原料的仓库和加工坊。胃是食物消化的主要器官,能分泌大量强酸性的胃液(pH值0.9~1.5),其主要成分是能分解蛋白质的胃蛋白酶、能促进蛋白质消化的盐酸和保护胃黏膜不被自身分泌物消化的黏液。

正常成人每天大约分泌胃液1.5~2.5升,经过口腔粗加工后的食物进入胃,经过胃的蠕动搅拌和混合,加上胃内消化液里大量酶的作用,使食物变成粥状的混合物,有利于肠道进一步的消化和吸收。所以胃是食物的加工厂,是食物消化吸收的前站。

胃的功能可总结为以下几个方面:

1. 接收功能

食物经口腔、食管而进入胃内,如果胃的贲门存在功能障碍,食物可能难以顺利进入胃中。

2. 储存功能

胃是一个舒缩性很强的器官。当我们进食的食物进入胃内,胃壁将随之扩展,以完成容纳食物的需要,这就是胃的储存功能。不仅如此,胃壁还具有良好的顺应性,以使胃内的压力与腹腔内的压力相等,当胃容量增加到1500毫升时,胃腔内的压力和胃壁的张力才有轻度的增高,这时我们就感到基本"吃饱"了。

3. 分泌功能

胃液是由胃黏膜的不同细胞所分泌的消化液组成的,主要成分有壁细胞分泌的盐酸，主细胞分泌的胃蛋白酶原，黏膜表面黏液细胞、黏液颈细胞和贲门腺、幽门腺和胃底腺的黏液细胞所分泌的黏液，以及壁细胞分泌的内因子等。

4. 消化功能

在胃黏膜分泌的胃酸和胃蛋白酶原的共同作用下，食物中的蛋白质被初步分解消化。同时，胃中的消化液还能杀灭食物中的细菌等微生物。

5. 运输及排空功能

食物一旦进入胃内，就可刺激胃蠕动，蠕动起始于胃体上部，并逐渐向幽门传递。胃蠕动使食物与胃液充分混合，使食物形成半液状的食糜。食糜进入胃窦后，胃窦发挥排空作用，将食糜送入十二指肠，由此完成胃的最后一项工作。

需要注意的是，一般儿童的胃壁较薄，体积也较小，分泌的消化液酸度低，消化酸也较成人少，消化能力比成人差，所以儿童最好吃易消化的食物。

 什么是大肠？大肠在哪里？

大肠是人体消化系统的重要组成部分，为消化道的下段，成人大肠全长约1.5米，分为盲肠、阑尾、结肠、直肠和肛管，其对食物残渣中的水进行吸收，使最终食物残渣形成粪便并有度排出。

大肠居于腹中，是一个管腔性器官，呈回环叠积之状。其上口在阑门处接小肠，其下端连接肛门。全程形似方框，围绕

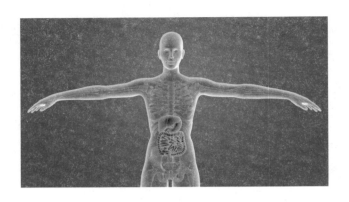

在空肠、回肠的周围。大肠的上段称为"回肠"，包括现代解剖学中的回肠和结肠的上段；下段称为"广肠"，包括乙状结肠和直肠。

1. 盲肠

盲肠为大肠起始部的膨大盲端，长6～8厘米，位于右髂窝内，向上通升结肠，向左连接回肠。回、盲肠的连通口称为回盲口。回盲口处的黏膜皱折形成上、下两个半月形的皱襞，称为回盲瓣，此瓣具有括约肌的作用，可防止大肠内容物逆流入小肠。在回盲瓣的下方约2厘米处，有阑尾的开口。

2. 阑尾

阑尾形如蚯蚓，又称蚓突。上端连通盲肠的后内壁，下端游离，一般长为2～20厘米，直径约0.5厘米。阑尾全长都附有阑尾系膜，活动性较大。

3. 结肠

结肠分为升结肠、横结肠、降结肠和乙状结肠四部分。

结肠还具有三种特征性结构：其一，在肠表面，沿着肠的纵轴有结肠带，由肠壁纵行肌增厚形成；其二，有由肠壁上的横沟隔成囊状的结肠袋；其三，在结肠带附近，由于浆膜下脂肪聚集，形成许多大小不等的脂肪突起，称肠脂垂。

（1）升结肠。长约15厘米，由盲肠向上延续形成，自右髂窝沿腹后壁的右侧上升，至肝下方向左弯形成结肠右曲，移行为横结肠。升结肠后面借结缔组织附贴于腹后壁，故活动性较小。

（2）横结肠。长约50厘米，起自结肠右曲，向左横行至脾处再向下形成结肠左曲，移行为降结肠。横结肠全部被腹膜包被，并借横结肠系膜连于腹后壁，其中部下垂，活动性较大。

（3）降结肠。长约20厘米，从结肠左曲开始，沿腹后壁的左侧下降，至左髂嵴处移行为乙状结肠。降结肠后面借结缔组织附贴于腹后壁，所以活动性也较小。

（4）乙状结肠。长40～45厘米，平左髂嵴处接续降结肠，呈"乙"字形弯曲，至第三骶椎前面移行为直肠。空虚时，其前面常被小肠遮盖，当充盈扩张时，在左髂窝可触及。乙状结肠全部被腹膜包被，并借乙状结肠系膜连于左髂窝和小骨盆后壁，其活动性也较大。

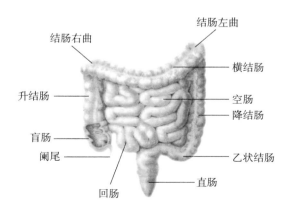

4. 直肠

为大肠的末段，长15～16厘米，位于小骨盆内。上端平第三骶椎处接续乙状结肠，沿骶骨和尾骨的前面下行，穿过盆膈，下端以肛门而终。直肠与小骨盆腔脏器的毗邻关系在男女有所不同，男性直肠的前面为膀胱、前列腺和精囊腺；女性则为子宫和阴道、膀胱。

5. 肛管

上段的黏膜形成6～10条纵行的黏膜皱襞，叫肛柱。各柱的下端有半月形的小皱襞相连，称为肛瓣。在肛瓣与相邻二柱下端之间有小凹陷，称为肛窦。各肛瓣与肛柱下端，共同连成锯齿状的环形线，称为齿状线，为皮肤和黏膜相互移行的分界线。齿状线以下光滑而略有光泽的环形区域，称为肛梳或痔环。痔环和肛柱的深面有丰富的静脉丛，此处如淤血扩张则易形成痔，在齿状线以上者称为内痔，以下者称为外痔。

直肠周围有内、外括约肌围绕。肛门内括约肌由直肠壁环行平滑肌增厚而成，收缩时能协助排便。肛门外括约肌是位于肛门内括约肌周围的环行肌束，为骨骼肌，可随意括约肛门。

04 大肠有什么功能？

大肠的主要功能是进一步吸收粪便中的水分、电解质和其他物质（如氨、胆汁酸等），形成、储存和排泄粪便。同时大肠还有一定的分泌功能，如杯状细胞分泌黏液中的黏液蛋白，能保护黏膜和润滑粪便，使粪便易于下行，保护肠壁防止机械损伤，免遭细菌侵蚀。

05　什么是息肉？胃肠息肉如何定义？

现代医学通常把生长在人体黏膜表面上的赘生物统称息肉，包括增生性、炎症性、错构瘤、腺瘤及其他肿瘤等。息肉属于良性肿瘤之一，临床多见炎性息肉、腺瘤性息肉和某些胃肠道息肉综合征，这些病变虽属良性，但其中一部分有恶变倾向。那些生长在皮下的囊肿、脂肪组织中的脂肪瘤、肌肉内的肌瘤等，也可引起体表的隆起，但不属息肉范畴。

医学上一般按息肉出现的部位给它命名。如长在食管壁上的叫"食管息肉"，胃壁上的叫"胃息肉"，肠腔内的称为"肠息肉"，胃壁和肠腔内都有称为"胃肠息肉"，以此类推。若某一部

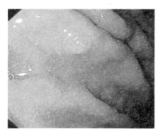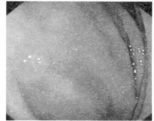

胃息肉

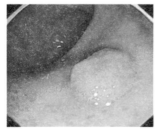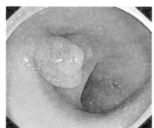

肠息肉

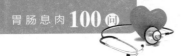
位有两个以上的息肉，又称"多发性息肉"。简单来说，胃肠息肉就是长在胃肠道的"疙瘩"，胃肠道上这些大小不等的"疙瘩"，因其形态与多变性和腔肠动物水螅极为相似，故而得名"息肉"。

 胃肠息肉的发病趋势如何？

胃息肉在消化道息肉中最常见，发病率随年龄增长而增加，为1%~3%，男性多于女性。胃息肉按照发病率依次为增生性息肉、炎性息肉、胃底腺息肉、腺瘤性息肉及错构瘤性息肉。较早的研究将胃增生性息肉描述为最常见的胃息肉类型，而现代研究表明，胃底腺息肉患病率正逐渐增加，已成为目前最常见的良性胃息肉类型。

2015年发表的一项回顾性研究评估了美国国家数据库涉及的大约741000例病理报告，证实胃底腺息肉和增生性息肉患病率最高，分别为7.72%和1.79%；胃底腺息肉（80%）和胃增生性息肉（19%）占所有胃息肉的大部分，胃息肉的好发部位依次是胃窦（32.16%）、胃体（30.65%）、胃底（20.10%）。这与我国的流行病学数据分析基本一致。

肠息肉也是消化道常见病，其发病率随年龄增加而上升，至80岁可达30%~40%，一般报道以男性多见，男女发病率之比为1.6∶1~1.7∶1；但目前发现其发病有年轻化趋势。息肉可发生于大肠任何部位，以左半结肠为主。目前，腺瘤性息肉检出率升高而炎性息肉检出率降低。息肉大小与癌的发生有一定相关性，直径大于2.0厘米者恶变率高达27%~64%。外观形态呈分叶状或菜花状的息肉，癌变倾向高。大肠息肉发病率可能受地理分布影响，不少人认为大肠息肉的患病率与大肠癌的地区分布成正相关。

 ## 哪些因素与胃肠息肉的发病有关?

胃肠息肉的病因至今尚未明确，研究结果证实可能与以下因素有关：

1. 幽门螺杆菌感染

幽门螺杆菌（*Helicobacter Pylori*，Hp）感染及机械因素导致黏膜损伤，随之发生炎症反应、黏膜修复，致上皮细胞增生活跃。这个过程中将同样出现癌基因、抑癌基因的异常表达。有研究表明，Hp感染与胃炎性息肉、增生性息肉相关。增生性息肉的形成与各种慢性胃炎有很大的相关性，特别是由幽门螺杆菌感染引起的胃炎及自身免疫性胃炎。

2. 长期应用质子泵抑制剂

GHP的患病率下降是广泛使用质子泵抑制剂（PPI）的结果。在西方国家，长期的质子泵抑制剂治疗用于HP感染引起的胃炎。与此同时，胃底腺息肉的检出率呈上升趋势，这在长程应用PPI且幽门螺杆菌检测呈阴性的患者中常见。

3. 低胃酸状态

约有85%的胃息肉患者伴低胃酸状态，某项对质子泵抑制剂相关的胃息肉的回顾性分析显示，其中1例胃食管反流病患者，在停药3个月后复查，息肉消失，再次用药4个月后息肉出现复发，推测胃息肉与低酸状态有关。恶性贫血、萎缩性胃炎、胃癌等疾病的患者中，胃息肉的发病率处于高水平。由此可见，胃息肉和胃癌有相似的发病环境，即低胃酸或无酸。

4. 遗传及环境因素

腺瘤性息肉的形成是多基因突变的结果，环境因素改变可致基因（表达）异常或基因突变，多发腺瘤就是基因突变的信号。与此同时，低纤维膳食也可促进腺瘤性息肉的癌变。各种检测均说明，腺瘤中有DNA质和量的改变，这是一种癌前病变。根据流行病学调查和病理学研究结果，遗传及环境因素是腺瘤癌变的影响因素之一。

08 吸烟、喝酒与息肉的发病有关吗?

吸烟是息肉发病的危险因素，且吸烟年限越长，量越大，息肉发病的风险就越高，且绝大多数为增生性息肉。

目前饮酒对息肉发病的影响是存在争议的。有研究表明，少量饮酒与息肉形成呈负相关，可促进致癌物质的吸收。但也

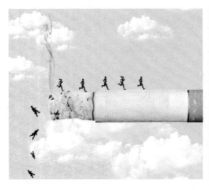

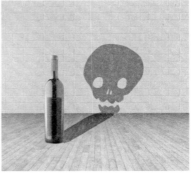

有证据表明，大量饮酒可引起胃黏膜损害，导致胃黏膜中肥大细胞介导的慢性炎症，在炎症的基础上逐渐引发胃息肉。大量酒精可以通过产生的乙醛引起高度诱变，其致癌代谢物在胃肠道中也具有直接致癌作用。但目前缺乏把酒精作为胃肠息肉发病的一个独立危险因素的研究的支撑。

 ## 幽门螺杆菌感染与胃息肉的发病有哪些关系?

　　幽门螺杆菌作为世界卫生组织国际癌症研究机构列出的Ⅰ类致癌原，参与多种胃部疾病的发病。这种病原体感染被认为是一个巨大的公共卫生问题，Hp感染率在发展中国家为76%，在发达国家为58%，超过50%的世界人口感染和所有人类癌症的5%归因于Hp及其相关的炎症。

　　有研究结果认为，Hp感染可产生多种致病因子，损伤胃黏膜屏障，刺激机体产生多种炎性介质，如前列腺素和白细胞三烯，加重炎症反应，炎症刺激使胃糜烂处的黏膜腺管及腺体数增加、腺颈部延长，继而腺管上皮与黏膜肌增生，使黏膜隆起，从而形成周边隆起，引起息肉乃至肿瘤。但也有研究结果持反对意见，认为Hp感染与胃息肉的发生无显著相关性。

　　目前总的观点认为：胃息肉的发生与Hp感染无必然联系，但胃息肉类型与Hp感染相关。有研究表明，胃窦息肉患者Hp感染率显著高于胃炎患者，而胃底、胃体息肉患者Hp感染率显著低于胃炎患者，胃窦息肉、增生性息肉患者与Hp感染间的关系更为密切。

10 饮食因素与胃肠息肉的发病有什么关系?

中华民族的饮食文化源远流长,所谓"食色性也"。不同的饮食习惯对息肉的发病来说是一把双刃剑。新鲜水果、蔬菜中含有的烯丙基衍生物,硒、铁等微量元素所形成的自由基可修复受损的蛋白质,防止对DNA的氧化损伤、脂质代谢的激活、诱导解毒酶、抑制内源性致癌物质的形成,有效防止胃息肉的形成。

但很多时候,也是"祸从口入",比如动物脂肪热解产生的含有杂环胺类和多环芳烃类化合物可使 DNA和RNA发生烷基化,同时与DNA共价结合,也可以通过改变肿瘤细胞激素受体的反应性或通过加速花生四烯酸和随后的前列腺素的形成来调节息肉的形成,产生致癌和致突变的作用。

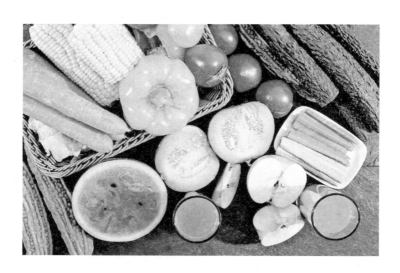

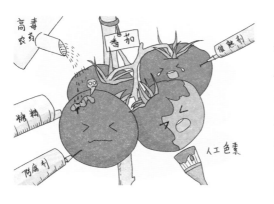

目前研究结果表明，只有弥漫性胃肿瘤的风险明显与蛋白质的较高消耗量相关。但对低收入的农村人口而言，更高的蛋白质摄入量可能表明一个更健康的生活方式。腌制、盐渍食物可直接损伤胃黏膜，使胃上皮增生，增加内源性突变的发生率，诱导息肉的形成；培育蔬果的硝酸盐基肥料可以促进息肉的形成，故食用水果蔬菜时要注意掌握正确的饮食卫生习惯。

食物的烹饪方式对息肉形成的影响仍有待进一步研究。

 年龄与胃肠息肉的发病有关吗？

人体就像发动机，运转久了总会出现各种各样的问题。一项对天津某三甲医院为期10年临床资料的回顾性研究结果表明，胃息肉患者目前的平

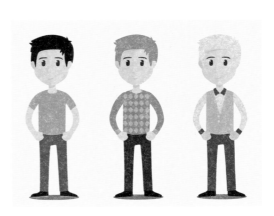

均年龄为54.7岁，此平均年龄在10年前为59.6岁，患病年龄呈下降趋势。

同样，年龄的增长与肠息肉的发生呈正相关。30岁以上结肠息肉的发病率增加，55～80岁发病率最高，至80岁可达30%～40%，病理尸检及结肠镜检查证实，本病患者男性多于女性。

 胃肠息肉好发于哪些部位？

胃息肉多好发于胃窦，少数也可见于胃体上部、贲门和胃底。

肠息肉好发于左半结肠，其余依次是直肠→乙状结肠→降结肠→盲肠；但近年来右半结肠息肉发病有增多趋势。50～65岁腺瘤性息肉癌变多发生在乙状结肠和直肠，65岁以上人群多发生在右半结肠。

也有报道称，30%直肠、乙状结肠息肉患者同时伴有右半结肠息肉。所以在直肠、乙状结肠发现有息肉时，必须行全结肠镜检查，避免遗漏其他部位的息肉。

 胃肠息肉会遗传吗？

会，但不是全部都会遗传。

例如家族性结肠腺瘤病，它属于腺瘤性息肉综合征，是一种常染色体显性遗传性疾病，偶见于无家族史者。患者常有家

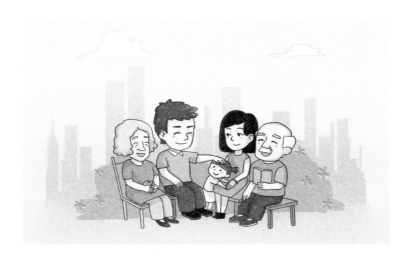

族史，但其并不是先天性疾病，患者出生时肠内并无腺瘤，而是随青春期发育逐渐出现。具体表现为大便有时为黏液血便，便次增多，消瘦，乏力，贫血，不同程度的腹部不适或腹痛，或伴软骨瘤等肠道外肿瘤。息肉多位于大肠。有阳性家族史者应警惕本病，特别是有黏液脓血便时应及时到医院诊治。

 胃肠息肉会传染吗？

　　胃肠息肉并不会传染。

　　但有的胃息肉与幽门螺杆菌感染有关，应当警惕，并注意根治Hp。

　　有的肠息肉是由肠结核、血吸虫病等传染性疾病引起的，应当警惕其原发病的传染。

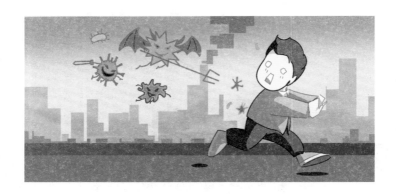

15 **胃肠息肉是癌症吗？**

胃肠息肉是高出胃肠道黏膜，突向胃肠腔的病变，其按组织学可分为四类：腺瘤性息肉、错构瘤性息肉、炎症性息肉、增生性息肉。胃肠息肉都属于良性，并非恶性肿瘤。

16 **胃肠息肉会癌变吗？**

下雨天开车一定会出车祸吗？不一定，但车祸概率可能相对而言会增高，胃肠息肉的癌变也是同样的道理。

息肉是黏膜表面隆起的增生物，属于良性肿物，但部分息肉在某些因素的长期刺激下有一定的癌变倾向：乳头状腺瘤、管状绒毛状腺瘤、多发性腺瘤，癌变率较高；炎症性息肉，一般不恶变，但如果炎症反复发作，长期刺激，再加上其他一些因素的影响，也可能发生癌变。

肠道息肉癌变率由高至低依次为乳头状腺瘤、管状乳头状腺瘤、管状腺瘤，癌变率主要与组织学分型、瘤体大小及上皮异型增生有关。

胃息肉癌变率由高至低依次为乳头状腺瘤、管状乳头状腺瘤、管状腺瘤，癌变率与息肉大小呈正相关。

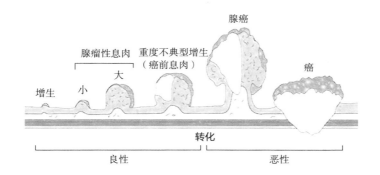

17 胃肠息肉多久会癌变?

胃肠息肉的形态、临床症状等特征可谓"五花八门"，而且胃肠息肉癌变与息肉的大小、类型、分布、数目等相关。

首先，不是所有的息肉都会发生癌变，因为息肉有不同的分类。其中，腺瘤性息肉容易发生癌变，非腺瘤性息肉一般不癌变，但如果炎症反复发作，长期刺激，再加上其他一些因素的影响，也可能发生癌变。

其次，癌变时间。有一大样本研究结果表明，息肉癌变的一般筛查时间为10年左右。但这并不是一个准确的数字，因为腺瘤性息肉癌变的时间和肠息肉的大小形态和类型有关。不同

的症状有不同的癌变时间，症状较轻的癌变时间会比较长，症
状较重的癌变时间会比较短。

 家族性腺瘤性息肉病是什么病？

肠道息肉病中，癌变率最高的是家族性腺瘤性息肉病（FAP）。

家族性腺瘤性息肉病的患者其子女发病率高达50%，可谓
"一人得病，家族株连"。具有此病遗传基因的病例，如不切
除结肠，则癌变是不可避免的。"野火烧不尽，春风吹又生"
说的就是这个道理。一般规律是10岁即有息肉，20岁后出现症
状，平均癌变年龄为39岁。

目前遗传学研究表明，Gardner 综合征（又称为魏纳-加德娜
综合征、家族性多发性结肠息肉—骨瘤—软组织瘤综合征、家族
性结肠息肉症，属常染色体显性遗传疾病）和Turcot综合征（又
名胶质瘤息肉病综合征，其特征为家族性多发性结肠腺瘤伴有中
枢神经系统恶性肿瘤）实为FAP的表现形式，若仔细观察，FAP
有骨瘤者高达90%，与FAP一样应行预防性结肠全切除。FAP的
结肠表现如下图所示。

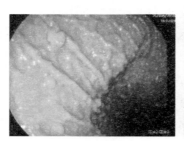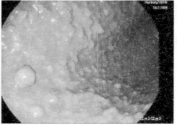

高脂血症与胃肠息肉有什么关系？

南京医科大学对高脂血症与不同病理类型结直肠息肉的相关性分析研究表明：高脂血症可能与管状腺瘤进展为高风险腺瘤相关；但高脂血症与结直肠息肉、癌变发生的关系尚不明确。

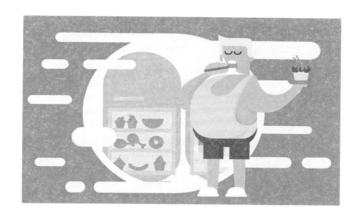

 阻止胃肠息肉癌变有哪些预防措施？

胃肠息肉基本分类可分为四类：腺瘤性息肉、错构瘤性息肉、炎症性息肉、增生性息肉。各型息肉本身的组织学特点决定了各自癌变的概率（一般来说腺瘤性息肉的癌变率最高），加之影响癌变的因素众多，如患者自身的生活习惯、饮食习惯、环境因素、遗传基因等，所以胃肠息肉是否癌变、多久能发展为癌取决于众多因素，具有不确定性。

阻止胃肠息肉发生癌变，可参照以下方面：

（1）定期进行胃肠镜检查，根据息肉情况必要时接受镜下治疗。

（2）改变生活方式及饮食习惯，减少环境的不良影响等。

 21 ## 胃肠息肉癌前病变的信号有哪些?

恶性肿瘤的发生是一个长期的过程。癌前病变指某些具有癌变潜在可能性的良性病变，如长期不治疗，有部分可能转变为恶性肿瘤。在平时的监测中应注意以下几点：

1. 年龄

不同类型的息肉好发于不同年龄的人群，但更多见于中老年人。胃息肉的发病年龄多在50~60岁，而大肠息肉以70~80岁为高发年龄段。老年人息肉癌变可能性大，这与致癌物的长期刺激，老年人机体免疫功能减弱有关。

2. 息肉的部位

胃息肉癌变率较低，而肠息肉位置低的（越接近肛门，如直肠息肉），癌变率较高。

3. 息肉的大小

息肉的大小以最大直径计，一般直径越大，恶变可能性越大。小于1厘米的，癌变率约为1.3%，1~2厘米为10%，大于2厘米为50%。

4. 息肉的数目

单个息肉癌变机会相对较小，同时存在3个以上息肉者癌变概率会大些。

5. 息肉表面

息肉表面可以是光滑的，也可以有细砂颗粒、粗糙颗粒，或有大小不等的小结节等。后两种情况应特别注意监测。

6. 息肉的外形

息肉的外形不规则、色泽黄白、表面粗糙不平，甚至呈结节状、质地较硬、易出血者恶变可能性较大，而后两项尤应引起重视。反之，形态规则、表面光滑，与正常黏膜相似，质地软者，恶变可能性较小。

7. 息肉增长速度

一般来说，短期内（1~3个月）息肉体积迅速增大，外观由平坦、光滑变成粗糙、高低不平、容易出血，应高度警惕癌变。

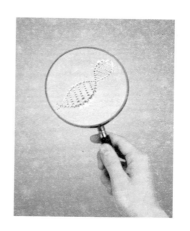

8. 遗传因素

某些息肉性病变有遗传性，如家族性结肠腺瘤性息肉病、幼年性结肠息肉病等几乎会不同程度地发生癌变。

22 发现胃肠息肉有癌前病变的信号该怎么办?

车辆抛锚了就得维修，所以一旦发现胃肠息肉并有癌前病变表现，建议立即予以胃肠镜下干预治疗，并酌情完善全身体检，尽可能排除全身其他部位存在同样癌前病变的可能，必要时予以积极治疗，并建议长期定期门诊随访，定期复查胃肠镜检查，警惕复发。

诊断篇

Zhenduan Pian

- 胃肠息肉一般有哪些临床表现？
- 胃肠息肉可以没有任何症状吗？
- 腹部 CT、彩超及磁共振能发现胃肠息肉吗？
- 血液检验能检查出胃肠息肉吗？
- 患胃肠息肉后肿瘤标志物有变化吗？

胃肠息肉一般有哪些临床表现?

胃肠息肉的临床表现无明显特异性，除了部分可表现为腹胀、腹痛外，还可以表现为食欲差、恶心、呕吐、大便带黏液或血液，时间久了可能引起消瘦、贫血，若息肉较大，还可出现里急后重、便秘、肛门分泌物增多等。

 胃肠息肉可以没有任何症状吗?

由于患者存在个体差异，同一疾病在不同患者身上可有不同表现，甚至部分患者无任何不适。同样，对于胃肠息肉患者，部分患者在疾病早期通常无相关临床症状，仅在同时存在其他胃肠疾病，如急慢性胃炎、消化性溃疡等时，才表现出相关症状。还有一部分患者甚至一直都没有症状，仅在进行胃肠镜检查时发现存在胃肠息肉。

所以，没有症状并不代表一定没有胃肠息肉存在。

 腹部CT、彩超及磁共振能发现胃肠息肉吗?

不同辅助检查对疾病诊断的针对性不同，腹部CT、彩超、磁共振等影像学检查，一般对腹部器官的外部情况较为敏感，如肝、胰、肾、淋巴结等，而对空腔器官内的微小病变不敏感，胃肠息肉直径一般为0.5~1厘米，少数直径较大者可大于2厘米，因体积较小，所以一般腹部影像学检查难以发现。且胃肠息肉一般生长于黏膜表面，而CT、彩超、磁共振对早期黏膜层病变并不敏感。

所以，腹部CT、彩超、磁共振一般情况下难以发现胃肠息肉病变。

 血液检验能检查出胃肠息肉吗？

一般来说，诊断胃肠息肉不会选用血液检验，其项目繁多，且都不能直观、确切地诊断胃肠息肉。常规诊断方式为胃肠镜、钡餐等检查，但血液检验可辅助完善肿瘤标志物检查以帮助鉴别胃肠息肉的良恶性。

 患胃肠息肉后肿瘤标志物有变化吗？

肿瘤标志物指肿瘤细胞在发生和增殖过程中，合成、释放或者是宿主对肿瘤的刺激进行反应而产生的一类物质。肿瘤标志物包括了癌胚蛋白（如AFP、CEA）、肿瘤相关抗原（如CA125、CA199、CA724）、激素类（如雌激素、HCG）、酶（如前列腺酸性磷酸酶）等。肿瘤标志物主要被用于恶性肿瘤的诊断、疗效观察及预后判断等方面。用于辅助诊断胃肠息肉癌变的肿瘤标志物主要有CEA、CA199等。

目前所知的肿瘤标志物中，绝大多数不但存在于恶性肿瘤中，也存在于良性肿瘤、胚胎组织，甚至正常组织中。这些肿瘤标志物并非恶性肿瘤的特异性产物，故其升高不一定提示恶性肿瘤的存在，诊断癌症仍需配合病理检查。常见肿瘤标志物及其检测意义见下表。

常见肿瘤标志物及其检测意义

检测项目	中文名称	检测意义
CEA	癌胚抗原	结直肠癌、胃癌、胰腺癌、小肠癌、肺癌、肝癌
AFP	甲胎蛋白	肝癌
CA125	癌抗原125	卵巢癌和子宫内膜癌
CA153	癌抗原153	乳腺癌
CA199	癌抗原199	结直肠癌、胰腺癌、胃癌、胆囊癌
CA724	癌抗原724	胃癌
CA242	癌抗原242	结直肠癌、胰腺癌
CA50	癌抗原50	胰腺癌、直肠癌
PSA	前列腺特异性抗原	前列腺癌
fPSA	游离前列腺特异性抗原	前列腺癌
TPA	组织多肽抗原	膀胱癌、乳腺癌、肺癌等

发现胃肠息肉首选的检查方法是什么?

因胃肠镜检查可直接进入胃肠道腔内, 故较其他腹部影像学检查更为快捷、直观, 并且可同时在内镜下予以活检, 甚至息肉治疗。

所以, 如患者无相关的绝对禁忌证, 胃肠息肉诊断首选胃肠镜检查。

 哪些人需要做胃镜检查呢?

(1) 上腹疼痛, 或轻或重, 特别是病程较长者和50岁以上者。

(2) 原因不明的食欲减退和体重减轻者。

(3) 呕血或有黑便的患者。

(4) 有上腹部包块的患者。

(5) 吞咽不畅或进食时有阻塞感者。

(6) 已诊断为萎缩性胃炎者。

(7) 溃疡病患者。胃镜能清楚了解溃疡的部位、大小、有无活动性出血等, 还能同时检测胃内有无幽门螺杆菌, 为彻底治疗提供重要依据。治疗后复查胃镜, 可以了解治疗的效果。

(8) 胃及十二指肠息肉患者做胃镜加活检能确定良、恶性病变。通过胃镜还可进行有效治疗, 免去开刀之苦。

(9) 胃手术后患者行胃镜检查能及早发现可能存在的癌变。

(10) 反酸、烧心的患者通过胃镜能了解有无食管炎及其范围、性质、严重程度。

（11）身体其他部位发现转移癌，需寻找原发病灶者。

（12）吞下了异物（如别针、扣子、戒指、钢针、钥匙、枣核、鱼刺、项链等）者。通过胃镜及配套工具可以取出而避免手术。

（13）有癌症家族史，胃癌、食管癌高发地区的患者。

30 无痛胃镜有哪些优点?

无痛胃镜相比普通胃镜有以下优点：

（1）减轻患者躯体不适感。无痛胃镜的最大的优点就是"无痛"。在检查的过程中，被检查者可安安静静地睡一觉，没有任何疼痛。

（2）减少患者焦虑情绪。无痛同时也有镇静作用。其实胃镜不是很痛，但是患者很痛苦。做普通胃镜检查时患者会看着一根长长的管子从嘴里伸到十二指肠，还要忍受恶心呕吐。而无痛胃镜消除了这种痛苦。

（3）检查得更清楚。清醒时做胃镜患者痛苦，难免会动，这样就容易看不清楚。为了减轻患者的痛苦，医生也想尽快结束，这样也看不仔细。无痛胃镜时医生往往看得既清楚又仔细。

（4）避免患者受伤。有的患者做胃镜时会不自主乱动，难免损伤消化道，更严重的甚至会引起胃肠穿孔。做过一次普通胃镜的患者往往"谈胃镜色变"，不想再做胃镜。无痛胃镜可避免生理和精神上的伤害。

31 胃镜检查有哪些禁忌证?

胃镜检查的禁忌证如下:

（1）严重冠心病以及心肌损伤伴严重心功能不全,主动脉瘤。

（2）食管狭窄或贲门部梗阻。

（3）出血性休克。

（4）急性咽炎及扁桃体炎,肺炎或其他感染伴有高热,哮喘性呼吸困难,重度肺功能障碍。

（5）体质极度衰弱。

（6）患者不予合作或意识不清。

（7）急性病或慢性病急性发作,如急性扁桃体炎、咽炎、食管炎、支气管哮喘发作期。

32 肠镜检查的适应证有哪些?

肠镜检查的适应证如下:

（1）粪便带鲜血,但不能用痔疮解释。

（2）持续或反复发作的脓血便,有排便不尽感,按痢疾治疗效果不好者。

（3）排便习惯改变,排便次数异常或大便带黏液等;便秘、腹泻或两者交替,超过3周应格外注意。

（4）大便形状改变,变细、变扁或有槽沟。

（5）出现贫血,粪便检查反复多次或持续出现隐血。

（6）持续性下腹部不适、隐痛或腹胀、腹部肿块，体重减轻。

（7）慢性腹泻，黏液性血便，或慢性便秘。

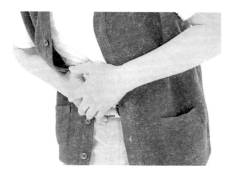

（8）结肠癌术后。结肠癌患者术后第二次患癌的危险性比正常人高三倍。

（9）直系亲属中有大肠癌的患者。直系亲属患大肠癌的患者，在一定条件下发生大肠癌的可能性更大。

33 肠镜检查有哪些禁忌证?

肠镜检查的禁忌证如下：

（1）肛门、直肠有严重的化脓性炎症，或疼痛性病灶，如肛周脓肿、肛裂。

（2）各种急性肠炎、严重的缺血性疾病及放射性结肠炎，如细菌性痢疾活动期，溃疡性结肠炎急性期，尤其暴发型者；腹膜炎、肠穿孔、腹腔内广泛粘连以及各种原因导致的肠腔狭窄者；肝硬化腹水，肠系膜炎症，腹部大动脉瘤，肠管高度异常屈曲及癌肿晚期伴有腹腔内广泛转移；体弱、高龄以及有严重的心脑血管疾病，对检查不能耐受者，检查时必须慎重。小儿及精神病患者不宜施行检查，必要时可在全麻下施行。

（3）有药物过敏史，特别是有镇静药物过敏史。

（4）女性曾做过盆腔手术及患盆腔炎，应严格掌握适应证，慎重进行；妇女月经期一般不宜做检查。孕妇及哺乳期妇女不宜做检查。

（5）容易引起窒息的疾病，如急性支气管炎多痰者、胃潴留者、急性上消化道大出血致胃内潴留较多的血液者。

（6）严重鼾症及过度肥胖者宜慎重。

（7）心动过缓者，应慎重考虑。

 若不能做胃肠镜检查，还有什么检查可替代?

若存在胃肠镜检查的绝对禁忌证，可根据病情选择X线钡餐、钡灌肠、气钡双重造影、胶囊内镜、仿真内镜等检查方式。

结肠气钡双重造影及结果如下图所示。

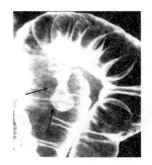 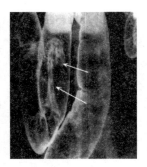

结肠气钡双重造影示结肠表面不规则，可见一带蒂结节影，表面附着钡剂

结肠气钡双重造影示结肠表面不规则，出现分叶状软组织肿块、黏膜中断、破坏

35 什么是胶囊内镜检查？能够诊断胃肠息肉吗？

胶囊内镜是一种全新的、能提供全消化道内镜图像的诊断工具，是继硬式、纤维和电子内镜后的第四代内镜。其外形犹如一颗胶囊，胶囊内部由微型摄像镜头、发光管、电池和电脑微芯片组成，当其被检查者咽下后，即

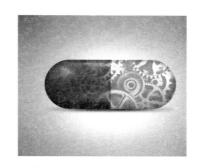

随着消化道将全消化道的图像传送到体外的接收器，通过电脑储存与分析，医生能比较清晰地看到被检查者全消化道的内镜图像。

普通胃肠镜检查因其本身的局限性，一般只能观察口腔至十二指肠降段、肛门至回盲部区域，而剩余小肠段为检查的盲区，若小肠段有息肉将难以发现。胶囊内镜恰好弥补这个弊端，对诊断小肠段包括息肉在内的病变意义重大。且整个检查过程简便、无损伤，无须使用镇静剂。但其也存在缺点，如不能采集组织供病理检查、发现病变后不能立即于镜下治疗、不能控制胶囊在肠腔内的移动方向、存在不能排出体外的风险、费用更高等。而胃肠镜检查虽不能观察至小肠段，但有可予以活检、可立即镜下治疗、费用更低等优势，故可根据患者情况予以选择。

36 什么是仿真内镜检查？能够诊断胃肠息肉吗？

仿真内镜（virtual endoscope，VE）检查，结合了CT、MRI技术，通过特殊软件，对空腔器官内部表面的像素进行立体重建，并附加伪色彩，模拟光学内镜效果，从而获得人体腔道的三维图像。其可分为磁共振仿真内镜（MRVE）、CT仿真内镜（CTVE）。CTVE对结肠的显示范围可以从直肠到回盲瓣。国内已有其可显示0.3～0.5厘米的憩室内口和直径0.6厘米息肉的报道。因结肠息肉直径超过1.0厘米时有潜在恶变的可能，而CTVE能发现0.6厘米以上的结肠息肉，因此，对临床很有价值。

临床上CTVE的优点：①非创伤性检查；②可完整显示肿块全貌及周围结节，协助制订手术治疗计划；③不受管腔狭窄的限制，可以观察狭窄两端病变，而纤维内镜或电子内镜在肠管严重狭窄时不能观察狭窄的全部及其远端的情况；④可显示憩室或龛影内口；⑤三维动态观察病变，模拟纤维内镜检查观察结果。

临床上CTVE的缺点：①对管腔内膜的颜色变化、细节及充血、水肿类的炎性病变观察困难；②难以发现腔内扁平病变及程度在30%以下的渐进性或长段狭窄；③难以独立对病变做出定性诊断且不能活检；④图像质量受诸多因素的影响，如肠腔充气不足、呼吸运动伪影等。

当患者存在胃肠镜的绝对禁忌证时，可酌情选择CTVE检查。

37 什么是内镜窄带成像技术?

内镜窄带成像技术（narrow banding imaging，NBI）又叫窄带成像技术，是一种新兴的内镜技术，其主要原理是通过滤光器过滤掉内镜光源所发出的宽带光，仅留下窄带光谱以诊断消化道疾病，其在诊断消化道良、恶性病变时具有很高的诊断价值。

NBI的主要优势：不仅能够精确观察消化道黏膜上皮形态，还可以通过增强黏膜血管的图像，观察上皮血管网的形态，从而利于诊断伴有微血管改变的病变，提高内镜诊断的准断标准。白光及NBI对比示意图如下所示。

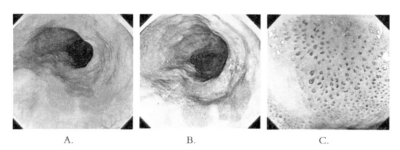

| A. | B. | C. |

白光及NBI对比示意图

A. 为白光下食管图像；B. 对红斑局部进行放大NBI观察；C. 红色框区域内的NBI+放大观察图像

38 诊断胃肠息肉必须做NBI吗?

NBI作为一种新兴的内镜技术，在各级医院尚没有完全普及。一般来说，经验丰富的内镜医师，肉眼可大概判断肿瘤性

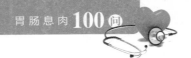
或非肿瘤性息肉，若初步判断肿瘤性息肉可能性大，此时应完善NBI检查。当然，若患者所就诊的医院有条件行NBI，则建议尽可能行NBI检查，因NBI更利于消化道黏膜表面细微形态的显示，使一些普通胃镜难以发现的病灶突显出来，有助于提高消化道癌及癌前病变的检出率。

 什么是蓝激光内镜检查？

激光内镜系统是富士胶片内窥镜系统独有的新型产品。富士胶片的 LASEREO 激光内窥镜系统为精密观察给出了更多解决方案，它提供了两种不同波长的激光束，白光观察用激光（波长450纳米）以及蓝激光成像技术（Blue LASER Imaging，BLI）观察用激光（波长410纳米）。同时，LASEREO 系统可实现富士胶片最新研发上市的联动成像技术（Linked Color Imaging，LCI）。白光及BLI对比示意图如下图所示。

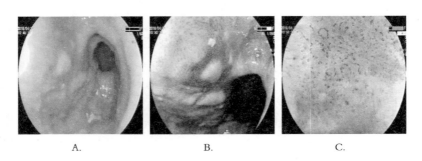

A.   B.   C.

白光及BLI对比示意图

A. 白光图像；B. 转换为BLI图像；C. BLI下放大图像

BLI蓝激光窄带光成像原理：

BLI就是基于血红蛋白对光的吸收特性以及黏膜对光的反射特性，形成的观察、诊断表面微细血管和深层血管的内镜成像技术。波长短的光易被血液中的血红蛋白吸收，被吸收后血管呈现的颜色为褐色，与周围组织形成对比，从而突出血管的形态。由于消化道黏膜表面有丰富的腺管结构，腺管周围又遍布毛细血管，所以可通过短波长的光使微细血管和腺管形成强烈的对比。

 蓝激光内镜检查是诊断胃肠息肉必需的吗？

目前未见相关报道提出胃肠息肉患者必须做蓝激光内镜检查。但蓝激光内镜凭借激光光源的特性，可以获取更加明亮、清晰以及深层的血管的图像，使得内镜深入检查黏膜表层微细血管技术得到前所未有的提升，提高了早癌、息肉恶变等的可辨识度，为消化道早癌的精确诊疗带来更多可能性。

 发现胃肠息肉一定要取活检吗？

发现胃肠息肉如果有条件应当尽量取组织送检以明确息肉的性质，待病理结果回报后再进行处理。经验丰富的内镜医师也可根据息肉形态判断其大致类型，若腺瘤性息肉可能性大，则应予以活检，若为其他的如炎症性息肉、增生性息肉等，则可根据情况采取随访等处理。

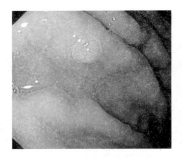 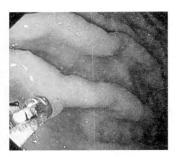

A. 发现胃体部一枚息肉　　　　　B. 予以一次性活检钳活检

 胃肠息肉如何分类?

胃肠息肉基本可分为四类：腺瘤性息肉、错构瘤性息肉、炎症性息肉、增生性息肉。其中腺瘤性息肉可进一步分为管状、绒毛状、管状绒毛状混合型三类。

43　什么是腺瘤性息肉?

腺瘤性息肉为息肉组织学分型中的一型，约占胃息肉的 10%～25%，好发于胃窦部，多数为广基无蒂的扁平腺瘤，组织学可进一步分为管状、绒毛状、管状绒毛状混合型三类，常伴有肠化生和不同程度的异型增生。癌变率相对其他型高，可达 40%左右，其中尤以绒毛状腺瘤的癌变率最高。

44 什么是错构瘤性息肉？

错构瘤性息肉是一组发生于胃肠道的非肿瘤性的瘤样病变，病变内组织和细胞结构正常，但构成数量和分布异常。根据组织形态学特征可分为不同组织学类型，包括胃底腺息肉（fundic gland polyp）、黑斑息肉综合征（Peutz-Jeghers polyposis，PJS）、幼年性息肉（juvenile polyps）、PTEN错构瘤肿瘤综合征（PTEN hamartoma tumour syndrome，包括Cowden综合征和Bannayan-Riley-Ruvalcaba综合征等）及 Cronkhite-Canada 综合征（CCS）相关性息肉（Cronkhite-Canada syndrome-associated polyps）等。部分散发病例的息肉呈多发性，综合征相关性息肉呈多发性的病例又相应称为息肉病。胃的错构瘤样息肉可以单独存在，也可与黏膜皮肤色素沉着和胃肠道息肉病共同存在。

组织学上，错构瘤性息肉具备正常成熟的黏膜成分，呈不规则生长，黏液细胞增生，混杂有壁细胞和主细胞。腺窝呈囊性扩张，平滑肌纤维束从黏膜肌层向上呈放射状，将正常胃腺体分成小叶，间质表现为轻度水肿充血。

小的错构瘤性息肉于内镜下活检时可见其形态完整，较大的息肉活检仅可见增生的表面及腺窝上皮。

45 什么是炎症性息肉?

炎症性息肉是黏膜组织的慢性炎症,指黏膜组织过度增生及肉芽组织增生向黏膜表面突出形成的带蒂肿物。

其形成有两种可能:一是溃疡面中央残留黏膜突出;二是溃疡面肉芽组织增生凸起,邻近黏膜覆盖。除根据大肠炎症病史及息肉形状不规则进行判断外,主要是根据病理检查进行诊断。炎性息肉有无癌变可能,目前尚难定论。

46 什么是增生性息肉?

增生性息肉为胃息肉组织学分型中的一型,由增生的胃小凹上皮及固有腺体组成,细胞分化良好,有时伴有间质增生和排列紊乱的平滑肌束,很少发生肠化生,且癌变率低,约为1%。但增生性息肉长大后也可发生局部的异型增生,有发生恶变的可能。

47 什么是胃腺瘤?

胃腺瘤是指发生于胃黏膜上皮细胞,大部分由增生的胃黏液腺所组成的良性肿瘤。

胃腺瘤一般起始于小凹部,从黏膜表面向外生长。胃腺瘤可发生于任何年龄，多见于40岁以上男性，在萎缩性胃炎、胃酸缺乏及恶性贫血患者中发生率较高。多发生于胃窦部，基底常有蒂，可单个或多个存在。肉眼观察腺瘤呈息肉状，故又称腺瘤样息肉。

该病早期患者无症状，当有并发症时，可有上腹不适、隐痛、恶心、呕吐及出血。幽门部带蒂腺瘤可经幽门管进入十二指肠，而出现间歇性幽门梗阻，甚至可发生胃十二指肠套叠。患者可有贫血、粪便隐血试验阳性。诊断主要依靠X线钡餐检查和胃镜检查。胃镜检查不仅可对腺瘤的部位、形态、大小及数目作出诊断，还可通过活组织检查明确有无恶变。

 48 什么是家族性腺瘤性息肉病?

....

家族性腺瘤性息肉病（FAP）是一种常染色体显性遗传性疾病，好发于青年，内镜下表现为广泛分布的数十到数百个大小不一的息肉，严重者可从口腔布满直肠、肛管，数量可达数千个，息肉大小从黄豆至直径数厘米不等，密集排列，可成串、成簇，若不及时予以治疗，随着病情发展有癌变可能。家族性腺瘤性息肉病的镜下图如下图所示。

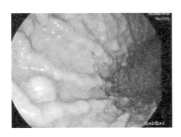 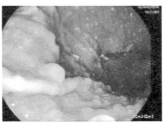

49 什么是大肠侧向发育型息肉？

大肠侧向发育型息肉（LST）的概念最先由日本东京医学院的工藤进英提出，由于该肿瘤极少向肠壁深层垂直侵犯，而主要沿着黏膜表层呈侧向浅表扩散，故称为侧向发育型肿瘤。

其特点包括：①直径10毫米以上，侧向扩展而非垂直生长；②具有比息肉状腺瘤更高的恶变潜能；③多发生在直肠、乙状结肠和盲肠。

较特殊的是，此种息肉一般不主张行活检术，主要是由于活检既不能反映病变的全貌，又易造成病变组织破坏导致与黏膜下层或肌层粘连，使肿瘤组织剥离困难、出现组织残留。其治疗方式与平坦型、凹陷型病变相同，更适合于内镜黏膜切除术或分片黏膜切除术。

大肠侧向发育型息肉的镜下图如下图所示。

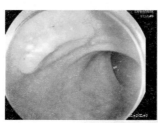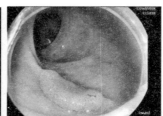
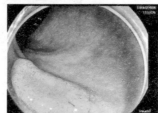

什么是进展期腺瘤?

具备以下三项之一者即可诊断为进展期腺瘤:

（1）直径≥10毫米。

（2）有25%以上的绒毛成分。

（3）有高级别异型增生。

结肠腺瘤发展成浸润性癌的年转化率约为0.25%，但进展期腺瘤发展为浸润性癌的年转化率高达2.6%～5.7%。

 胃肠息肉内镜下如何分型?

胃肠息肉的内镜下分型有以下几种方式:

1. 山田分型

Ⅰ型：隆起的起势部较平滑而无明确的境界。

Ⅱ型：隆起的起势部有明确的境界。

Ⅲ型：隆起的起势部略小，形成亚蒂。

Ⅳ型：隆起的起势部有明显的蒂部。

2. 中村分型

Ⅰ型：最多，一般直径不超过2厘米，多数有蒂，也有无蒂者，表面比较光滑，呈颗粒状、乳头状或绒毛状，色泽与周围黏膜相同，也可呈暗红，多见于胃窦部，此型与腺瘤性息肉相当。

Ⅱ型：多见于胃窦部与胃体交界处，息肉顶部常发红、凹陷，由反复的黏膜缺损、再生修复而形成，合并早期胃癌最多，组织学改变与Ⅰ型不同。

Ⅲ型：呈平盘状隆起，形态与Ⅱa早期胃癌相似，此型相当于Ⅱa亚型异型上皮灶。

3. 巴黎分型

（1）隆起型（Ⅰ型）。

①有蒂型（Ip）：病变基底有明显的蒂与肠壁相连。

②亚蒂型（Isp）：病变基底有亚蒂与肠壁相连。

③广基型（Is）：病变明显隆起于黏膜面，但病变基底无明显蒂部结构，基底部直径小于或大于病变头端的最大直径。

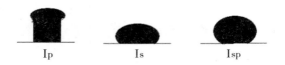

（2）平坦型（Ⅱ型）。病变为紧贴黏膜面的地毯样形态，可略隆起于黏膜面或略凹陷于黏膜面，病变基底部直径接近或等于病变表层的最大直径，此型分四种亚型。

①Ⅱa，表面隆起型。

②Ⅱb，表面平坦型。

③Ⅱc，表面凹陷型。

④侧向发育型肿瘤（LST），病变最大直径为10毫米。

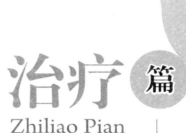

治疗篇
Zhiliao Pian

52 切除消化道息肉有什么意义?

切除消化道息肉的意义如下：

（1）全瘤活检明确息肉的性质。

（2）治疗其出血等临床症状。

（3）作为癌前病变切除，预防癌肿的发生。

53 胃肠息肉都需要治疗吗?

胃肠息肉都需要治疗，但不是所有的息肉都要切除。

如为错构瘤性息肉、炎症性息肉、增生性息肉，因其癌变概率小，可定期复查随访，根据情况进一步处理。但如果息肉较大、糜烂明显，甚至伴出血、病理检查发现有异型增生等，则需要及时治疗。

如为腺瘤性息肉，因其癌变概率相对较高，可予以及时镜下治疗等处理。

对于家族性息肉，积极治疗也非常必要。

54 消化道息肉内镜下切除的适应证有哪些?

消化道息肉内镜下切除的适应证如下：

（1）有蒂息肉：以操作时能辨清息肉蒂部和不影响操作为原则，息肉大小一般无限制，但应小于圈套器的直径。

（2）无蒂息肉：单纯高频电切除，直径应小于2厘米。

（3）多发性息肉：散在分布，数目较少。

 55 **消化道息肉内镜下切除的禁忌证有哪些？**

消化道息肉内镜下切除的禁忌证如下：

（1）巨大有蒂息肉，占满肠腔，操作时难以辨清蒂部或影响操作者。

（2）直径大于2厘米的无蒂息肉。

（3）多发性息肉，密集分布，数目多，息肉癌变者。

（4）有凝血功能障碍、血液病或正在服用抗凝剂的患者。

上述禁忌证实际上许多是为避免并发症而制订的，故属相对禁忌证，随着内镜操作技术的改进和新技术的不断开发，禁忌证的范围在不断缩小，能进行内镜下切除的息肉也越来越多，如直径大于2厘米的无蒂息肉，目前可应用ESD的方式进行切除，故在临床上主要根据具体所见息肉的性质、范围、患者年龄、全身情况以及操作者掌握的操作项目和熟练程度而定。

56 **胃肠息肉内镜下切除术前应做哪些准备？**

胃肠息肉内镜下切除术前应做的准备如下：

（1）常规胃肠镜检查前准备。

（2）询问病史：有无使用抗凝和抗血小板药物。

（3）签署知情同意书，说明切除息肉的必要性以及治疗可能出现的并发症。

（4）准备好有关治疗器械，如活检钳、注射针、圈套器、金属夹等。

（5）术前一般不常规使用解痉药和镇静剂。

 正在服用抗凝药物的患者术前是否需要停药?

不同抗凝药物，其抗凝的效果不同，内镜检查或治疗前后，哪些药物需要终止，哪些药物可以继续服用，需根据其所服药物及具体病情而定，有时需多科会诊制定方案。常见抗凝药物术前停药时间如下：

（1）服用噻氯匹定者需停药5天。

（2）阿司匹林与噻氯匹定同时服用者需停药7天。

（3）服用西洛他唑者需停药3天。

（4）服用抗凝药华法林者需术前5天停药。

 胃肠息肉的微创治疗有哪些方式?

常用手术方式有冷切除、电凝术、APC、EMR及ESD等，医生应根据息肉形态、大小及性质等合理选择。

 什么是冷/热活检钳除法?

冷/热活检钳除法简单易行，回收病理组织简单，适用于对微小息肉的切除。但对4～5毫米息肉可能存在切除不完全的问题。

热活检在冷活检基础上，通过高频电流，可以灼除残余病变并对创面进行止血处理，但应注意避免电凝过度对消化道管壁浆膜层造成损伤，导致出血、穿孔等并发症。

操作过程中应夹住息肉头端，适当上提，与消化管壁保持适当距离，当息肉蒂部出现发白（富士山征）时，停止电凝，钳除病变。应注意，用此法切除的息肉不宜过大，否则会造成通电时间延长，增加全层损伤的风险。冷/热活检切除示意图如下。

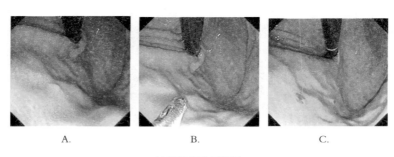

A.   B.   C.

冷活检切除示意图

A. 钳除前；B.冷活检钳除治疗过程中；C.钳除后

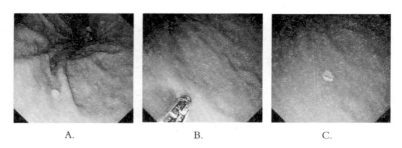

A.   B.   C.

热活检钳除息肉示意图

A. 钳除前；B.热活检钳直接电凝治疗过程中；C.电凝钳除后创面

什么是尼龙绳结扎圈套切除术?

　　尼龙绳结扎圈套切除术适用于粗蒂息肉的治疗，因切除时易引起出血、穿孔等并发症，故采取对其行结扎处理，使其缺血坏死、自然脱落的一种手术方式。

　　降结肠 Ip 型息肉的尼龙绳结扎圈套治疗示例如下图所示。

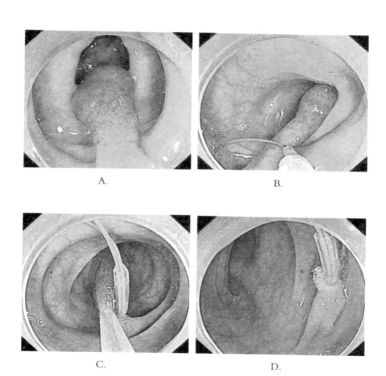

A.

B.

C.

D.

降结肠Ip型息肉的尼龙绳结扎圈套治疗

A.降结肠 Ip 型巨大息肉，粗蒂，表面糜烂，术前病理证实为结肠腺瘤；
B.尼龙绳结扎根部；C.释放后的状态；D.切除粗蒂息肉

61 什么是氩离子凝固术？

氩离子凝固术（APC）是一种非接触性电凝技术，其能量经电离的氩气传导至靶组织，使组织产生凝固效应，从而起到破坏病变组织和止血的作用。

内镜下氩气刀的最大优点：其一，凝固深度的局限性，由于组织被凝固后形成较高阻抗的薄层，氩离子气将自动转向阻抗低的未凝固区，不宜破坏深层组织，一般不会引起穿孔；其二，氩离子束可自动导向需治疗的组织表面，可以进行轴向、侧向和自行逆向凝固，对息肉病灶处理有独特的优势。

APC因具有安全高效、术后愈合快的特点，常用于息肉的辅助治疗。对一些不能或不易圈套切除的扁平或宽基息肉，因其凝固深度自限性、氩离子流自动搜索病变及全方位性，而被临床广泛应用。APC治疗示意图如下图所示。

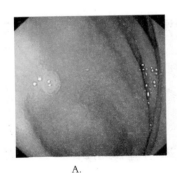 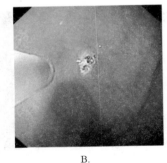

A.   B.

APC治疗示意图

A. 胃体无蒂息肉，大小0.2cm×0.2cm；B. 氩气刀接近病变，高频电流以单极技术产生电离的氩气电子云在无接触情况下即可对靶组织产生凝固效应，此为烧灼后的创面

62　什么是电凝灼除?

　　电凝灼除是指将圈套器缩入鞘内，头端仅伸出0.5～1毫米，充当电极，接触病变，实施电凝。对于一些小病变的处理，可达到类似氩气刀的效果，对多发病变而言，采用此法治疗效率高、快捷。电凝灼除息肉示意图如下图所示。

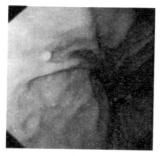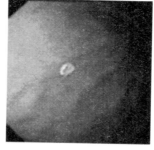

A.　　　　　　　　　　　　　　B.

电凝灼除息肉示意图

A. 胃体可见大小0.3cm×0.3cm扁平息肉；B. 电凝灼除后创面

63　什么是内镜黏膜切除术?

　　内镜黏膜切除术（EMR）是用高频电圈套器等器械把包含周围正常黏膜在内的肿瘤组织经内镜切除的方法。

　　对于直径接近于2厘米的Ⅱa-b型病变及部分Ⅰs病变，若直接圈套切除，可能造成全层损伤，通过黏膜下注射液体可增加病变隆起高度，减少圈套和切除难度。此方法能增加直径小于2厘米

腺瘤的完整切除率。Ⅱa型息肉EMR治疗示意图如下图所示。

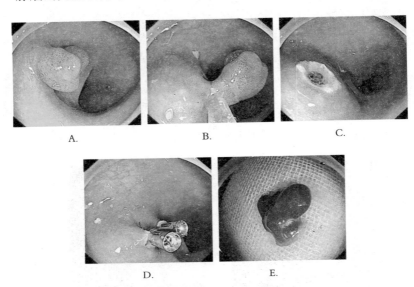

A.　　　　　　　　B.　　　　　　　　C.

D.　　　　　　　　E.

Ⅱa型息肉EMR治疗示意图

A. 暴露病变，病变较大，若直接圈套切除，收起过程难免累及肠黏膜下层组织，造成肠壁损伤；B. 通过黏膜下注射液体可增加病变隆起高度，减少圈套和切除难度，后用圈套器圈套病变；C. 息肉切除后创面；D. 钛夹封闭创面；E. 切除息肉组织

 什么是内镜黏膜下剥离术？

　　内镜黏膜下剥离术（ESD）是近几年来出现的一项新的治疗手段，主要针对直径大于2厘米且需一次性切除的病变及部分早癌、EMR残留或复发治疗困难者。其临床应用前景很广，可让更多的早期消化道肿瘤能够在内镜下一次性完全切除，免除了开腹手术的痛苦和器官的切除。横结肠侧向发育型肿瘤的ESD治疗示意图如下图所示。

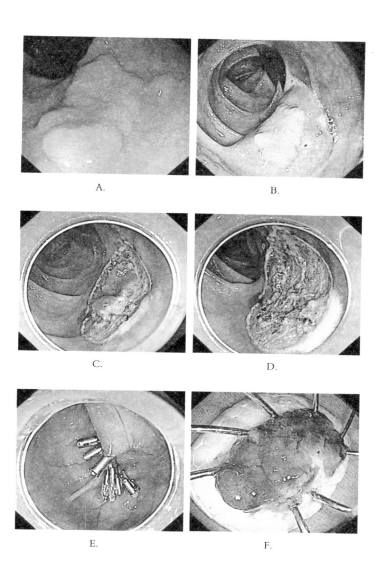

A.   B.

C.   D.

E.   F.

横结肠侧向发育型肿瘤的ESD治疗示意图

A.白光下示横结肠的病变；B. 黏膜下注射；C. 环周剥离；D.剥离后创面；

E. 钛夹封闭创面；F.离体病变，展开，局部固定

65 胃肠息肉切除是否越早越好?

肠息肉大部分是肠黏膜的一个新生物,在未进行病理检查这一诊断疾病的"金标准"之前,诊断主要根据内镜医生的经验性判断。若是恶性,危害自不必说;若是腺瘤等癌前病变,则相当于一个"定时炸弹",随着息肉的增大,数目的增加,癌变机会也迅速增大,直径超过2厘米的腺瘤近半数会恶变成癌。即使是炎症性息肉,对身体的危害性虽小,但随着息肉的增大,也可能带来一系列临床症状,如长期便血、腹泻等。一般情况下,若发现肠息肉,建议切除,若为腺瘤性息肉,建议尽早切除。

66 胃肠息肉内镜下切除术后的共同处理原则是什么?

(1)摘除后残端无出血,尽可能吸净腔内气体,再回收息肉。

(2)术后1周避免剧烈运动,小息肉时间适当缩短,大息肉时间适当延长。

(3)术后禁食,卧床休息。

(4)留院观察24小时,息肉直径在0.5厘米以下者可回家随访观察,大的无蒂息肉需住院延长观察期。

(5)若发现腹痛或黑便等,应及时急诊处理。

67 **胃肠息肉内镜下切除术后饮食有哪些注意事项?**

术后需要常规禁食,具体时间以息肉切除多少、采取的手术方式及并发症发生的风险高低而定。

68 **胃肠息肉内镜下切除术可能会有哪些并发症?**

出血、穿孔、灼伤及浆膜炎。

69 **胃肠息肉内镜下切除术并发出血的常见原因有哪些?**

1. 即刻出血或早期出血

(1)未通电勒断造成机械性切割:主要是助手圈套收紧过快、用力过度,术者尚未踏电凝发生器开关或在没有充分电凝的情况下机械性割断息肉。

(2)电流功率选择过小,凝固不足。实际上通过机械性切割力割下息肉。

(3)电流类型选择不当。应采用凝固电流或混合电流。

(4)圈套器选择位置不佳就收紧,重新松开圈套再套扎,钢丝摩擦黏膜引起破损出血。

2. 迟发性出血

(1)电凝过度使组织损伤较深,焦痂脱落后形成的溃疡引起迟发性出血。

（2）电流功率选择过小，电凝时间过长，造成电凝过度，使残端创面溃疡过大、过深。

（3）高血压、动脉硬化或有凝血功能障碍者在焦痂脱落时血管内血栓形成不全，易引起迟发性出血。

（4）术后活动过度，饮食不当，大便干燥、便秘等导致焦痂过早脱落，引起创面损伤而出血。

（5）术中结扎的尼龙绳过紧或过松。

70 胃肠息肉内镜下切除术并发出血应如何预防？

出血是胃肠息肉内镜下切除术最主要的并发症。

根据发生时间和不同原因，分为即刻出血、早期出血和迟发性出血。术前操作者应认真校试器械，术者与助手配合默契，圈套收紧关闭要缓慢，用力要适当，整个操作过程中，视野要

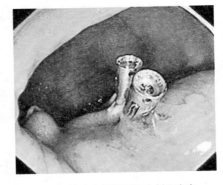

内镜下钛夹夹闭创面防止创面出血

清晰。高频电发生器的电流强度类型选择要合适，严格按照先电凝后电切、逐渐切割的原则，粗蒂或无蒂息肉需交替使用电凝、电切电流。术后处理要及时、全面，注意嘱咐患者注意休息及饮食，避免重体力活动1~2周。

71 **胃肠息肉内镜下切除术并发出血应如何治疗？**

　　术中即刻出血可立即施行内镜下止血的各种措施，包括氩气刀凝固、电凝、微波及止血夹止血等。对于早期或迟发性出血，若出血量较小，可先行保守治疗，如补充血容量、应用止血药物等，密切观察患者生命体征，大多数可以治愈。如果保守治疗失败即做内镜下止血，如再失败则应外科手术止血。术后并发出血治疗示意图如下图所示。

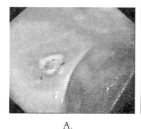 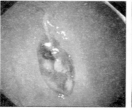 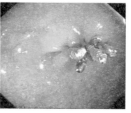

A.　　　　　　　　B.　　　　　　　　C.

术后迟发出血治疗示意图一

A.结肠息肉行EMR术后，未见即刻出血，创面小，故未行钛夹封闭；
B.创面迟发性出血；C.止血夹夹闭创面止血

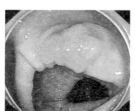 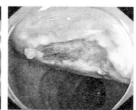

A.　　　　　　　　B.

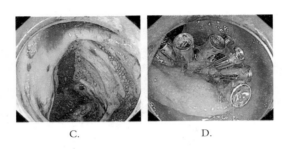

C. D.

术后迟发出血治疗示意图二

A. 横结肠 I_s 型息肉；B. EMR治疗；C. 创面出血，考虑为术后
钛夹提前脱落所致迟发出血可能；D. 创面再次止血夹夹闭止血

72 胃肠息肉内镜下切除术并发消化道穿孔的常见原因有哪些？

（1）圈套器切割部距肠壁太近。

（2）通电时将肌层一起收入圈套器内。

（3）邻近正常黏膜一起被圈入，或圈套钢丝与周围肠壁接触。

（4）电流强度选择过弱，通电时间过长，使残端的灼伤深达肠壁全层，往往引起术后数天内穿孔。

（5）圈套器钢丝未收紧即通电，过长的钢丝触碰到对侧肠壁，或通电时胃肠蠕动使钢丝接触到周围肠壁，造成周围肠壁穿孔。

73　胃肠息肉内镜下切除术并发消化道穿孔有哪些表现?

消化道穿孔会因为不同的发生部位引起不同的症状。

（1）胃及十二指肠穿孔均起腹膜炎症状。在穿孔瞬间患者发生剧烈腹痛，此后主要表现为腹胀，数小时才出现严重腹痛、反跳痛、腹部板样强直、肝浊音消失等弥漫性腹膜炎的症状和体征。为了能早期诊断和及时治疗，对疑有穿孔者应做腹部X线透视，如膈下有游离气体则可确诊。

（2）大肠穿孔大部分也引起腹腔内穿孔症状和体征，与胃及十二指肠相同。如果息肉位于直肠中下段、降结肠、升结肠的后壁，因为是腹膜间位和外位的器官，该部位浆膜面无腹膜遮盖，所以这些部位穿孔会引起腹膜外穿孔。患者早期可无症状和体征，不久会在会阴部、阴囊、下腹部出现皮下气肿，腹胀或轻度腹痛伴发热，腹部除轻压痛外无体征。腹部X线平片可帮助确诊，并可根除不同透亮区的出现，帮助确定穿孔的部位。直肠中下段穿孔，透亮区主要在肾周围后间隙及腰大肌外缘，与纵轴相平行，并见腹壁的脂肪线。如降结肠、升结肠壁穿孔，透亮区在肾周围前间隙，与腰大肌纵轴相垂直，并不能见到腹壁脂肪线。

74　胃肠息肉内镜下切除术并发穿孔的预防措施有哪些?

操作者术前认真校试器械，圈套时切割点选择要科学，应

常识篇

诊断篇

治疗篇

预防保健篇

稍远离肠壁、有蒂的在蒂的息肉侧、无蒂者在基底上方。套取后钢丝收紧要得到确认，然后向腔内提拉，形成天幕状。

（1）避免将周围黏膜套入。

（2）电流功率要选择适当，避免通电时间过长。

（3）术后尽可能吸净肠腔内气体。

（4）术中通电时要避免肠蠕动，一旦有蠕动，要立即停止通电。

以上要点若多加注意，穿孔一般是可以避免的。

  胃肠息肉内镜下切除术并发穿孔该如何处理？

若术中发现穿孔，应立即尽量限制空气或二氧化碳的注入，予以金属夹、尼龙绳等封闭裂口。术后给予胃肠减压、静脉营养及抗感染等保守治疗，一般可自行愈合。若内镜下治疗效果差或术后迟发穿孔引起腹膜炎等，则需要请外科评估，是否需手术干预。并发穿孔处理示意图如下图所示。

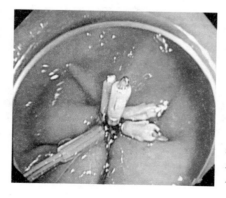

并发穿孔处理示意图

利用金属钛夹和尼龙绳对穿孔后创面进行内镜下荷包缝合（EPSS）闭合创面

76 **胃肠息肉内镜下切除术并发灼伤及浆膜炎的原因有哪些?**

（1）摘除时由于通电时间过长，电流过大等致灼伤过深。

（2）摘除时息肉与周围黏膜有接触，造成接触处肠壁灼伤、浆膜炎，严重者可能会引起穿孔。

77 **胃肠息肉内镜下切除术并发穿孔与并发灼伤、浆膜炎应如何鉴别?**

鉴别灼伤、浆膜炎与穿孔尤为重要，因前者无须手术治疗，而后者往往需要手术治疗。部分浆膜炎患者也可有腹痛、腹肌紧张、局部压痛、发热等表现。二者的鉴别主要通过反复X线平片检查有无膈下游离气体。穿孔时常有膈下游离气体。

78 **胃肠息肉内镜下切除术并发灼伤及浆膜炎有哪些预防措施?**

消化道息肉内镜下切除术并发穿孔与并发灼伤、浆膜炎的发生机制基本相同，故其预防措施与预防穿孔相同。

79 **胃肠息肉内镜下切除术并发灼伤及浆膜炎应如何处理？**

治疗上不需手术，经对症处理，随访观察几天后患者可自愈。

80 **胃肠息肉内镜下切除术后患者饮食及生活上需要注意什么？**

胃肠息肉内镜下切除术后，患者饮食以清淡、易消化食物为主，一周内禁食粗糙及刺激性食物，术后应卧床休息，保持心情愉快，避免剧烈运动；同时注意有无腹痛、腹胀、便血及黑便等出现。

81 **小肠也会长息肉吗？**

答案是肯定的。各种息肉及腺瘤也可以在全小肠发生，可单独生长，也可能与一些息肉综合征（如Peutz-Jeghers综合征）有关。只是小肠息肉的检查方法相对于胃及大肠更复杂，目前可通过胶囊内镜及小肠镜检查明确。

十二指肠息肉样隆起病变都需要内镜下治疗吗?

十二指肠息肉样隆起病变种类较多，常见的有慢性炎、胃黏膜异位、增生性息肉及布氏腺增生等，发现病变可先取活检，待病理明确性质后再考虑是否需内镜下治疗。

预防保健 篇

Yufang Baojian Pian

83 胃肠息肉切除后有哪些注意事项？

胃肠息肉切除后的注意事项如下：

（1）术后回到病房，患者应卧床休息，减少出血并发症，根据医嘱进行补液、抑酸等对症治疗。

（2）胃肠息肉切除术后应禁食6小时，6小时后进流质饮食一天，继而进无渣半流质饮食3天，一周内忌粗糙食物，一周后可过渡到正常饮食，但是要注意不吃粗糙食物，不吃高脂食物，不吃腌腊油煎食物。禁食生冷，刺激，辛辣，油煎、胀气食物，不要抽烟喝酒。原则是少渣、细软、容易消化。要少量多餐，细嚼慢咽，不要过饥过饱。

（3）胃肠息肉切除术后要保持大便通畅，注意观察粪便颜色次数，必要时连查3次粪便隐血试验。

（4）出血的观察护理。胃肠息肉切除后出血最多见，大多可在内镜下成功止血，同时也应严防迟发性出血。术后应密切观察有无活动性出血，呕血、便血，有无腹痛，腹胀及腹膜刺激症状，有无血压、心率等生命体征的改变。如有异常应及时报告医师采取急救措施。

待患者恢复良好即可出院，嘱患者近期避免重体力劳动，良好的饮食习惯，饮食清淡，多吃蔬菜水果，少吃肉类、海鲜，保持良好的排便习惯，少吃辛辣食物，不饮酒，保持心情舒畅，定期随访。

84 胃肠息肉行内镜下切除术后需要随访吗？

需要随访。对于肿瘤状息肉，术后随访尤为重要，原因如下：

（1）已发生肿瘤性息肉病变的患者，切除后再发生肿瘤状息肉的概率大。

（2）一次检查不一定能完全排除多发病变。

（3）肿瘤状息肉患者属结肠癌发病的高危人群。

（4）对所发生的病变或漏掉的病变要及时进行治疗。

85 胃肠息肉行内镜下切除术后应怎样随访？

（1）单发性息肉摘除后1年随诊检查1次，阴性者术后3年再随诊1次，再次阴性者每5年随诊1次即可。

（2）多发性息肉发现后每6个月随访检查1次，以后2年、3年、5年随访1次。凡是随访检查时有息肉新生，则再次内镜下摘除，随访计划按上述方案重新开始。

86 高、低风险腺瘤的判定及随访时间？

低风险腺瘤患者在治疗后5～10年内复查肠镜，高风险患者在治疗后3年内复查肠镜，若复查未见异常，时间间隔可延长至5～10年。

低风险腺瘤：指1次结肠镜检查发现1～2个管状腺瘤，直径均≤10毫米。

高风险腺瘤：发现大于或等于3个腺瘤，或其中有1个腺瘤直径≥10毫米，或有超过1/3绒毛结构或高级别上皮内瘤变。

 87 胃肠息肉切除后会复发吗？

息肉是指在胃黏膜上长的肉瘤，发现后应该及时地切除，避免病情发展，引发其他病变。专家认为，胃息肉切除以后不排除复发的可能性，术后应该在各方面注意调养，要听从医嘱，有规律地生活，定期到医院复查，以保证身体的健康。

 88 预防胃肠息肉，如何养成良好的饮食习惯？

胃肠息肉中癌变率最高的腺瘤发病率和饮食中的脂肪摄入量有一定的关系，特别是当脂肪摄入超过总热量的40%时，可使肝脏合成胆固醇和胆汁增加，从而导致这二者在结肠肠腔和粪便中的含量升高，促进腺瘤的生成。

为了预防息肉的发生，需要改变以肉类及高蛋白食物为主食的习惯，少吃高脂肪含量的食物，特别要控制动物性脂肪的摄入，多食新鲜蔬菜、水果等含有丰富粗纤维的食物，适当增加主食中粗粮、杂粮的比例。保持大便通畅且有规律，避免因低纤维素导致的便秘，便秘越久，越容易刺激息肉增大或息肉复发。

此外，酒精刺激也会加重息肉的刺激，因此得了息肉的患者戒酒也是非常有必要的。

89　胃肠息肉与作息时间有什么关系？

1. 适当运动

由于右半结肠以副交感神经分布为主，适度锻炼可使副交感神经兴奋性增加，从而肠蠕动加

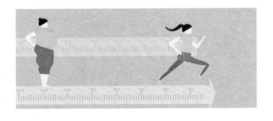

强，粪便在右半结肠内停留时间减少，粪便中的一些有毒物质对肠黏膜的作用时间也减少，息肉发生率、复发率也会降低。

2. 保持好心情

当人的精神过度紧张，支配内脏器官蠕动的交感神经兴奋，会抑制胃肠蠕动，使速度减慢，从而导致便秘。便秘会增加肠息肉的发生。所以，只要饮食有节，合理安排，保持放松的心

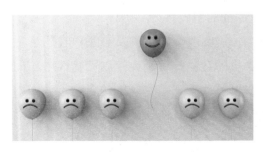

态，定期复查，及时发现，及时处理，就可以大大降低息肉癌变的机会。总之，对待本病关键的一点是"防重于治"。

90 中药能防治胃肠息肉吗?

在中医辨证论治的前提下，辨病选用经现代药理研究证实有抗肿瘤、抗增生作用的中药，能有效减少息肉的复发、阻断其恶变过程。

全国名老中医劳绍贤教授结合本病病机及中药药理研究成果，善于选用半枝莲、莪术、薏苡仁、漏芦等抗肿瘤抗增生的中药进行治疗。半枝莲辛、苦、寒，有清热解毒、活血化瘀、消肿止痛等功效，是传统的有效抗肿瘤中药；莪术苦、泄，辛散温通，既能破血逐瘀，又能行气止痛，重在祛瘀；薏苡仁甘、淡、微寒，健脾清热化痰，重在化痰；漏芦有清热解毒消痈、通利血脉的作用，药理研究表明有明显的抗肿瘤作用，临床上用于治疗各种恶性肿瘤，有良好的疗效，可用于抑制胃肠息肉生长、防止恶变。

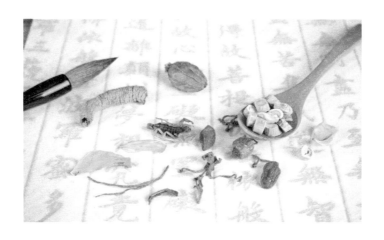

如何判断自己是否为患胃肠息肉的高危人群?

有以下任何一种情况者，属患胃肠息肉的高危人群：

（1）多发腺瘤。

（2）息肉直径≥2厘米。

（3）广基的绒毛状腺瘤或管状绒毛状腺瘤。

（4）伴重度不典型增生的腺瘤或者腺瘤癌变（原位癌或浸润性癌）。

高危人群治疗后3～6月内复查纤维结肠镜（或乙状结肠镜加气钡双重对比钡灌肠检查），如为阴性，6～9月再次复查内镜，仍阴性者，1年后再次复查内窥镜。连续两次都阴性者，每隔3年复查一次内镜，期间每年行粪隐血试验检查。如果某次检查发现腺瘤，再次治疗后仍按首次治疗后的随访方法进行随访。

 胃肠息肉与哪些疾病有关?

"体质可分论、体病相关论、体质可调论"是中医体质学中重要的理论。王琦等人提出了9种中医体质分型及分型标准。体病相关论认为，不同体质有着不同的遗传背景，可表现出对某些疾病的易感性，并影响疾病的病机、证候性质及预后转归。痰湿质、湿热质是代谢综合征发生的危险因素，故与高血脂、高血压、冠心病、中风、糖尿病等疾病相关。

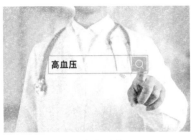

高血压病

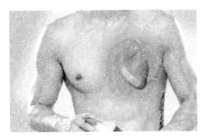

高脂血症

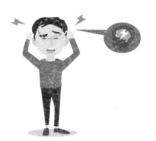

脑血管意外（脑卒中）

冠心病

93 糖尿病患者服用降血糖药会诱发胃肠息肉吗?

不同种类的降糖药的不良反应有所不同。常见副作用为白细胞减少、溶血性贫血、腹内气体增加、水潴留面和手脚浮肿。目前对消化系统伤害较大、容易导致消化不良的降血糖药为双胍类降糖药物。但目前研究尚未发现降糖药与胃肠息肉有相关性，因此糖尿病患者仍需按照医嘱服用降糖药物。

94 高血压患者服用降压药会诱发胃肠息肉吗?

高血压患者必须终身服用降压药,然而有不少病人对长期服用降压药会不会产生不良反应常有顾虑。绝大部分降压药都是经肝脏代谢和肾脏排泄的,各种药物对人体都有不同程度的不良反应,目前研究尚未发现降压药与胃肠息肉的相关性,因此高血压患者需按照医嘱服用降压药物。

95 服用改善冠脉血供的药会诱发胃肠息肉吗?

目前研究尚未发现扩张冠状脉、改善冠脉血供的药物会诱发胃肠息肉。因此冠心病患者需按照医嘱服用扩冠及改善冠脉血供的药物。

96 你知道吗?补钙有助于预防息肉

钙可以很好地帮助人体对抗结肠息肉和结肠癌。富含钙的食物包括牛奶和其他乳制品,还有西兰花。另外,维生素D(能帮助人体对钙的吸收)也显示出降低

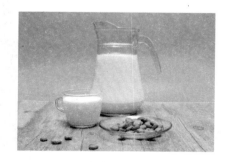

结肠直肠癌风险的作用。因此，人们可以通过适当摄入一些动物肝脏、蛋黄、鱼和添加有维生素D的乳制品等来获取足够的维生素D。阳光也可以将你皮肤中的一种化学成分转化为可利用的维生素D。如果你不喝牛奶，也不晒太阳，你可能得考虑服用"维生素 D＋钙" 复合补充剂。

 胃肠息肉患者痊愈后可以多吃什么水果呢？

（1）猕猴桃：猕猴桃含有丰富的营养成分，其中的膳食纤维和抗氧化物质具有清热排毒，润燥通便的作用。

（2）香蕉：香蕉中含有多种营养物质，而且钠含量低，不含胆固醇，食后既能供给人体各种营养素，又不会使人发胖。

（3）桃：桃能调节消化道功能，对于长期卧床引起的便秘尤为有益。

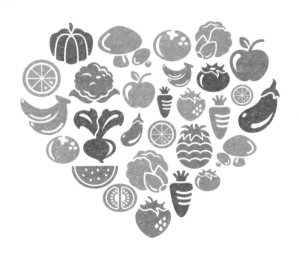

（4）菠萝：性甘、平，生津和胃，益气解暑。还含有和胃液作用相似的酶，助消化，宜饭后食用。

（5）苹果：性甘、凉，健脾益气，开胃生津，润肺顺气，能开胃消食。适合纳呆腹胀者食用。

98 坚持锻炼，保持健康体重有助于预防肠癌的发生吗？

近期一项涉及50项的前瞻性观察性研究发现，成年人保持正常体重可以预防某些特定类型的癌症。多项观察性研究均发现，体育锻炼、控制体重可以独立降低患结肠病的风险。建议每周五次，每次至少30分钟的运动。如果每天能进行45分钟的中等强度的运动，则在降低肠癌风险方面效果更佳。

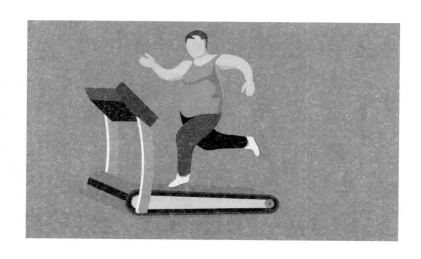

健康体检需要做胃肠镜的筛查吗？

一般来说，即使没有家族史、幽门螺杆菌阴性，既往患过胃溃疡或萎缩性胃炎、40岁以上的人群也应该做一次胃镜检查。因为早期胃癌、结直肠癌及消化道息肉通常没有明显症状。结肠镜作为健康体检项目，对于50岁以上人群，不论有无症状均应进行一次。

一般认为，普通人群50岁以后应当进行大肠癌筛查：初次全结肠镜筛查阴性者，建议间隔10年进行复查；一级亲属患大肠癌时年龄为50～60岁，从40岁开始行结肠镜检查，每3年1次。一位一级亲属患大肠癌时年龄低于50岁，或两位以上一级亲属患大肠癌，则无论年龄，从40岁或低于年龄最小患者10岁时开始行结肠镜检查，根据家族史情况，每3～5年1次；一位一级亲属患大肠癌时年龄≥60岁，或两位以上二级亲属患大肠癌，从50岁开始均应行结肠镜检查，每5年1次。

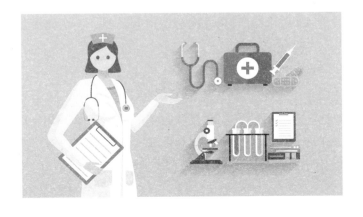

100 防治胃肠息肉"六要素"?

简而言之，防治胃肠道息肉要做到"六要素"：

1. 要主动去做一次胃（肠）镜检查

科学技术发展至今，准确检查胃肠道息肉的方法首选胃（肠）镜。建议40岁以上的朋友，不论有无症状，主动去做一次内镜检查，好处多多。美国前总统里根，就是经结肠镜检查早期查出息肉癌而获得良好治疗效果的先例。山西省一位老人，4次肠镜检查，4次去掉早期癌变，被誉为"抗癌勇士"。

2. 要根除

不论何部位、何类型、或大或小的息肉都要设法根除，以绝后患。这已是世界各国医生的共识。虽然并非所有的息肉都会发生癌变，但已有充分的资料证明，根除息肉乃是有效的防癌方法之一。

3. 要送病理检查

此点应主动向医生提出。首次镜检时发现息肉应送活检外，根治术后如能留取全息肉标本更应送检，不可嫌麻烦、图省事。

4. 要注意胃肠道外异常

息肉是一个伪装师，有些种类的息肉常伴有肠道外的异常，如神经系统肿瘤，皮肤及软组织肿瘤，乳腺、肺、卵巢的肿瘤，牙齿发育异常，嘴唇或皮肤紫纹或色素沉着等，很可能是患息肉的重要线索，而且这类息肉恶性者居多，不可大意。

5. 要重视家族遗传

这里指的是有血缘关系的家人，如父子、母女、叔伯、兄弟姐妹等。若得知亲人中患有遗传性倾向的息肉时，自己应主动去医院检查，以期早发现、早治疗。有报道称这种普查，可使恶性肿瘤的诊断提前数年。

6. 要定期复查

"野火烧不尽，春风吹又生。"复发是各种息肉的特性，不论息肉的良、恶性，也不管采用何种方法除去息肉，皆有复发的可能。病理诊断属良性者，应半年复查1次胃（肠）镜；如无问题。2~5年后再复查1次；恶性者，应于根治后3个月、6个月、1年各复查1次，如无复发，5年内每半年复查1次，一旦复发，应及时处理；介于良恶性之间者，按恶性对待。这些复查时间的安排，是国际医学界制定的，严格遵循，有益无害。